AF377178

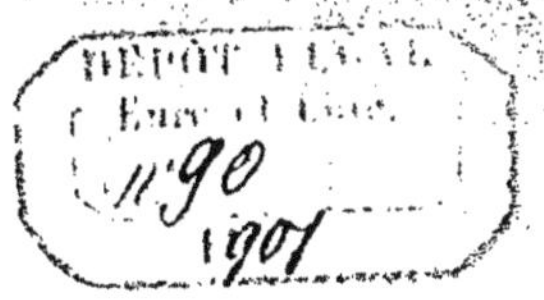

DES DÉPLACEMENTS PATHOLOGIQUES

DU MÉDIASTIN

LIÉS AUX MOUVEMENTS RESPIRATOIRES

—

ÉTUDE DE RADIOSCOPIE MÉDICALE

PAR

Le D' J. TRIBAUDEAU

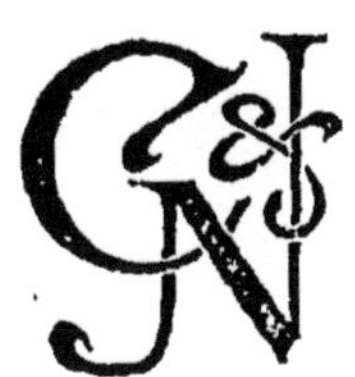

PARIS

GEORGES CARRÉ ET C. NAUD, ÉDITEURS

3, RUE RACINE, 3

—

1901

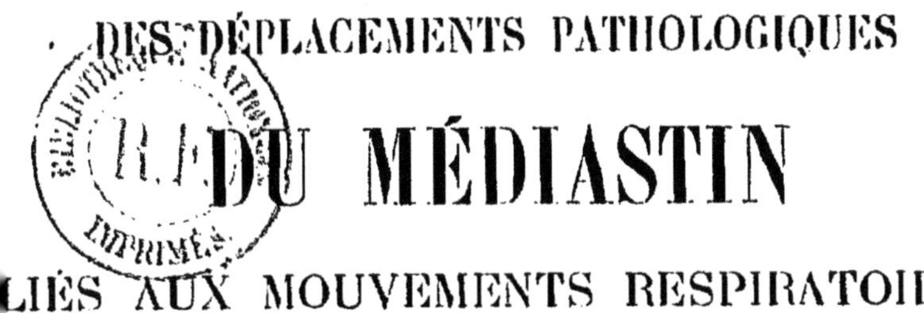

DES DÉPLACEMENTS PATHOLOGIQUES
DU MÉDIASTIN
LIÉS AUX MOUVEMENTS RESPIRATOIRES

ÉTUDE DE RADIOSCOPIE MÉDICALE

PAR

Le Dr J. TRIBAUDEAU

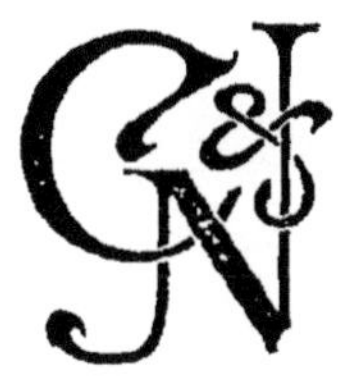

PARIS

Georges CARRÉ et C. NAUD, Éditeurs

3, rue Racine, 3

—

1901

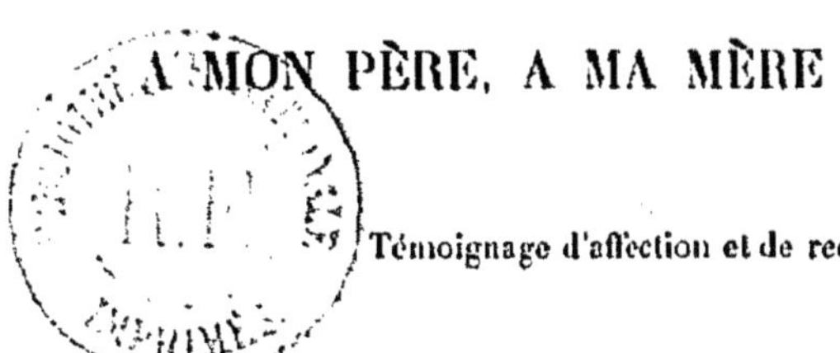# A MON PÈRE, A MA MÈRE

Témoignage d'affection et de reconnaissance.

A MES PARENTS

A MES MAITRES DANS LES HOPITAUX

A MON PRÉSIDENT DE THÈSE
MONSIEUR LE PROFESSEUR LANDOUZY

MEMBRE DE L'ACADÉMIE DE MÉDECINE
PROFESSEUR DE THÉRAPEUTIQUE ET DE MATIÈRE MÉDICALE
MÉDECIN DE L'HOPITAL LAENNEC
OFFICIER DE LA LÉGION D'HONNEUR

AVANT-PROPOS

Au seuil de la pratique médicale c'est pour nous un devoir bien agréable de donner publiquement une marque de reconnaissance à ceux qui, pendant le cours de nos études, encouragèrent nos efforts et nous prodiguèrent leurs conseils.

Nous avons eu l'avantage de recevoir les magistrales leçons de M. le Pr LE DENTU, et nous en garderons un souvenir bien vivace.

A Cochin, M. le Dr SCHWARTZ nous a appris à faire l'examen méthodique du malade, et à instituer une thérapeutique raisonnée et prudente. Nous sommes heureux de pouvoir lui exprimer ici notre profonde gratitude.

Nous n'oublierons pas l'enseignement de M. le Dr GAUCHER, médecin de l'hôpital Saint-Antoine, qui nous a initié aux manifestations si variées de la syphilis et à la dermatologie.

M. le Dr DREYFUS-BRISSAC, médecin de l'hôpital Lariboisière, nous a honoré de sa particulière bienveillance. A ses côtés, nous nous sommes familiarisé avec les principes de pathologie générale, et avec les difficultés de la clinique médicale, et nous avons appris ce que doit être le praticien.

Nous remercions vivement M. le Dr Bar, accoucheur de la Maternité de Saint-Antoine, et M. le Dr Tissier, accoucheur des hôpitaux, de leur bienveillance et des conseils pratiques dont ils nous ont fait bénéficier.

C'est à M. le Dr Comby que nous devons nos connaissances en médecine et en thérapeutique infantiles.

Que M. le Dr Morestin, chirurgien des hôpitaux, M. le Dr Triboulet, médecin des hôpitaux, M. le Dr Cunéo prosecteur à la Faculté de Médecine, veuillent bien agréer l'expression de notre reconnaissance pour les conseils et les marques de sympathie qu'ils nous ont prodigués.

Nous nous souviendrons de l'accueil de M. le Dr Kalt et de ses entretiens si pleins d'enseignement à la clinique des Quinze-Vingts.

Nous adressons tous nos remerciements à M. le Dr Béclère, médecin de l'hôpital Saint-Antoine. C'est sous son inspiration que nous avons entrepris ce travail; nous avons constamment trouvé près de lui les conseils de l'expérience et la bienveillante sympathie qui ne se lasse jamais.

M. le Pr Landouzy a bien voulu nous faire l'honneur d'accepter la présidence de notre thèse. Nous lui en exprimons notre profonde reconnaissance.

INTRODUCTION

Depuis la découverte de Röntgen, l'instrumentation, les générateurs d'énergie, les méthodes d'examen se sont chaque jour perfectionnés et aujourd'hui l'analyse des ombres projetées sur l'écran ou fixées sur la plaque photographique est beaucoup plus précise et détaillée. Enthousiasmé de pouvoir à travers les parties molles reconnaître les contours du squelette, ses solutions de continuité, les projectiles, les limites de l'aire claire du poumon, le monde savant s'est ensuite appliqué à reconnaître les différences d'intensité des ombres variables avec la densité des différents organes, à apprécier ainsi leurs formes, leurs limites, leurs déplacements, leurs modifications pathologiques.

Trop heureux déjà, au début, de pouvoir exercer ces investigations sur le tissu osseux et sur le poumon, qui tranchent sur les organes voisins, l'un par sa densité élevée, l'autre par son extrême perméabilité aux rayons, il ne tarda pas à porter son attention du côté des organes du médiastin, dont les affections déroutent si souvent nos méthodes cliniques ordinaires. Les adénopathies,

les anévrysmes de la crosse aortique, les déplacements
permanents du médiastin ont déjà fait l'objet de nombreux travaux. Moins connus et d'observation plus
récente sont les déplacements du médiastin liés aux
mouvements respiratoires. Ils feront l'objet de ce travail qui n'a d'autre but que de vulgariser des notions
appelées à rendre, croyons-nous, de grands services au
clinicien.

Après un rapide exposé historique de l'exploration
du thorax à l'aide des rayons de Röntgen, nous présen-
terons quelques considérations sur la radioscopie du
médiastin normal. Nous glisserons rapidement sur les
déplacements permanents du médastin qui ne rentrent
pas dans le cadre de cette étude et ne sont qu'une étape
vers l'observation des déplacements momentanés. Nous
exposerons alors les observations de déplacements momentanés, puis les différentes interprétations proposées
et la critique de ces interprétations. D'où il découlera la
valeur séméiologique de ces déplacements, et nous for-
mulerons les conclusions qui en résultent

CHAPITRE PREMIER

Exploration du thorax à l'aide des rayons de Röntgen. — Historique. — Examen radioscopique, radiographique ; cinémato-radiographie ; radiographie stéréoscopique.

En décembre 1895, le Pʳ Röntgen, de Wurtzbourg, publie le célèbre mémoire où il relate ses expériences. Aussitôt dans le monde savant on s'applique à les reproduire, à perfectionner la technique et à étudier les résultats pratiques que peuvent donner les nouveaux rayons.

Les Dʳˢ Oudin et Barthélemy voient les premiers en France tous les bénéfices que peut en tirer la médecine et le 21 janvier 1896 ils présentent à l'Académie des sciences une photographie des os de la main obtenue par les rayons X, qu'on appellera désormais rayons de Röntgen, en témoignage de justice à celui qui les a découverts.

Avec leur collaboration, M. le Pʳ Lannelongue les applique au diagnostic des maladies chirurgicales et montre les services qu'ils peuvent rendre, dans une série de notes à l'Académie des sciences, de janvier à mars 1896. La chirurgie leur est désormais acquise ; il n'en est pas de même de la médecine.

Cependant, dès le mois d'août 1896, les Dʳˢ Oudin et

Barthélemy peuvent dire aux Congrès de Nancy et de Londres : « On obtient des silhouettes très remarquables permettant de distinguer parfaitement le gril costal, la colonne vertébrale ou le sternum ; on donne à la cavité thoracique une assez grande transparence pour qu'on voie parfaitement battre le cœur et l'aorte, et à chaque inspiration, le diaphragme avec le bloc hépatique se déplacer sur une étendue qu'on était loin de soupçonner. Les poumons apparaissent en clair. Il y a là, croyons-nous, toute une source de recherches très intéressantes et nouvelles, car la transparence des poumons variera suivant qu'ils seront sains ou enflammés, scléreux ou infiltrés de tubercules, ou entourés d'une plèvre épaissie, remplie de liquide, etc... Les hypertrophies du cœur, les aortites, les inégalités de rythme des cavités cardiaques pourront sans doute bientôt se voir assez facilement pour apporter ainsi un puissant appoint au diagnostic. »

Ces lignes inspirées, écrites à l'origine de la méthode, ne vont pas tarder à être confirmées de tout point par l'observation clinique.

M. le Pr Bouchard, dans une série de remarquables communications à l'Académie des sciences, trace à grands traits les modifications de l'écran fluorescent, correspondant à diverses lésions pleuro-pulmonaires, la tuberculose et la pleurésie en particulier. Et après avoir avancé dans une première communication : « Nous sommes en droit d'espérer que l'exploration par les rayons de Röntgen ne rendra pas à la médecine de moindres services qu'à la chirurgie » ; il est plus affirmatif quelques semaines plus tard et ajoute : « L'emploi des rayons de

Röntgen qui rend au chirurgien de si grands services est devenu tout aussi précieux pour le médecin. »

Sous cette vigoureuse impulsion, se succèdent les travaux de M. le Pr Bergonié, de Bordeaux, de M. le Pr Potain, des Drs Béclère, Fernet, Martin-Düer, Milian, Garrigou, Kelschn, Boinon, Carrière, Mignon, Variot, Chicolot, Signeux, Claude, Guilleminot. M. le Dr Béclère surtout a puissamment contribué à vulgariser à Paris l'application des rayons de Röntgen par son enseignement et ses publications.

En même temps paraissent à l'étranger les recherches de : Williams, Tracy, Jones, en Amérique ; Thomson, Stubbert, en Angleterre ; Maragliano, en Italie. C'est l'Allemagne surtout, berceau des nouveaux rayons, qui marche de l'avant avec les travaux de Lévy-Dorn, Lowenthal, Grunmach, Bénédikt, Hoffmann, Rumpf.

Et en 1897 les notions nouvellement acquises font l'objet des rapports importants de Bénédikt et de Hoffmann au Congrès de Berlin, de Maragliano au Congrès de Naples, de Williams au Congrès des Médecins américains. Dès lors les rayons de Röntgen sont universellement appliqués à la médecine et forcent pour ainsi dire l'adhésion du monde médical sévère et sceptique envers tout ce qui est nouveau et sort des voies du passé.

D'autre part, la technique de la méthode se perfectionne chaque jour. L'étude des générateurs d'énergie électrique, des transformateurs, des différentes ampoules intéresse surtout le physicien. Nous resterons exclusivement dans le domaine médical.

Les rayons de Röntgen, invisibles, se révèlent par l'intermédiaire des substances fluorescentes, le platino-cyanure de baryum en particulier, qu'ils illuminent passagèrement, ou des plaques sensibles employées en photographie, qu'ils impressionnent de façon permanente. De là, les deux procédés d'exploration : radioscopie et radiographie.

L'ingénieux procédé du Dr Guilleminot constitue une tentative heureuse de cinémato-radiographie qui supplée à la radiographie instantanée jusqu'ici irréalisable. .

De même, l'examen au stéréoscope de deux épreuves radiographiques d'un même organe « successivement prises en deux positions différentes de l'ampoule, de part et d'autre à égale distance d'un point fixe », donne « la sensation du relief et de la profondeur », et constitue le principe de la radiographie stéréoscopique (1), appelée à rendre de grands services.

La radioscopie stéréoscopique, pratique jusqu'ici seulement pour les organes de faible épaisseur, marquera un progrès important quand elle sera réalisable pour l'exploration des organes du tronc et se complètera avec la radiographie stéréoscopique, comme la radioscopie avec la radiographie.

De ces différents procédés qui doivent se prêter un mutuel appui, la radioscopie et la radiographie sont seules jusqu'ici réellement pratiques. M. le Dr Béclère (2)

----

(1) A ce procédé se rattachent les recherches de MM. Imbert et Berlin-Sans, de MM. Remy et Contremoulins, de M. Destot, de MM. Marie et Ribaut.
(2) Béclère. Les rayons de Röntgen et le diagnostic de la tuberculose.

a merveilleusement mis en parallèle ces deux méthodes et fait ressortir les avantages de chacune ; et nous nous faisons ici l'écho de son enseignement et de ses travaux.

La radioscopie est simple, facile, peu coûteuse. Sur l'écran fluorescent se détachent « en quelques instants une multitude d'images différentes d'une même région ou d'un même organe », images variables suivant l'incidence des rayons de Röntgen, « suivant le pouvoir de pénétration des rayons », suivant les différents mouvements des organes à examiner, les battements du cœur, les excursions du diaphragme par exemple. Toutes ces images « se complètent et se corrigent les unes les autres » et nous « montrent non seulement l'état physique, mais le fonctionnement des organes les plus importants ».

Mais ces images sont fugitives, et ne peuvent être conservées dans leurs traits principaux que par un calque plus ou moins bien fait d'après une interprétation plus ou moins juste. En outre, « si la sensibilité rétinienne est augmentée dans l'obscurité, l'acuité visuelle est notablement diminuée » et perçoit moins bien dans ses détails l'image qui a déjà perdu de sa finesse « à cause de la structure cristalline et de l'état grenu de la substance fluorescente de l'écran ».

Étude physiologique de la vision dans l'examen radioscopique. *Archiv. d'électr. méd.*, 15 octobre 1899.

Congrès international d'électrologie et de radiologie médicales. *Archives d'électr. méd.*, 15 novembre 1900.

Leçons du dimanche à l'hôpital Saint-Antoine.

Aussi, la radiographie si nette jusque dans les plus minutieux détails, vient-elle souvent compléter la radioscopie. Elle donne « des images durables, qui sont autant de documents persistants et impersonnels qui peuvent être étudiés et interprétés à loisir.

Mais les soins, le temps qu'exigent les clichés euxmêmes, les dépenses qu'ils entraînent, empêcheront la radiographie, pour utile et nécessaire qu'elle soit quelquefois, d'entrer dans l'usage courant, et de devenir, comme la radioscopie, un mode d'exploration journalier des malades ajouté à la palpation, à la percussion et à l'auscultation.

Et s'il est des cas où la radiographie est nettement indiquée, corps étrangers, fractures, tumeurs par exemple ; en ce qui concerne notre travail la radioscopie est bien supérieure à la radiographie. Elle nous fait témoins des déplacements du médiastin variables avec l'intensité de l'ampliation inspiratoire, de toutes les autres modifications pathologiques aux divers moments de la respiration, guide et commande pour ainsi dire notre interprétation des faits.

CHAPITRE II

Médiastin normal. — Considérations anatomiques. — Examen radioscopique.

Avant d'aborder l'étude des déplacements pathologiques du médiastin, il nous a paru nécessaire de préciser les rapports des organes importants qui le composent, les gros vaisseaux de la base du cœur, la trachée, l'œsophage, le pédicule pulmonaire, laissant de côté à dessein les nerfs et les petits vaisseaux qui ne donnent aucune ombre sur l'écran. Il nous sera facile ensuite d'interpréter les ombres du médiastin normal et pathologique. Nous avons fait ici de larges emprunts à un travail récent de M. le Dr Weinberger (*Zeitschrift für Heilkunde*, février 1900).

Le médiastin mesure tout l'intervalle qui sépare la face interne des deux poumons, le sternum du corps des vertèbres, et la circonférence supérieure de la poitrine de sa paroi inférieure ou diaphragmatique. A l'exemple de Blandin et de Ricurt nous divisons le médiastin en deux parties superposées continues.

A la partie inférieure correspond le cœur qui recouvre tous les organes situés derrière lui et ne permettra pas de les distinguer sur l'écran.

C'est la partie supérieure que nous étudierons spécialement. Sur le squelette elle correspond, en avant, aux deux premiers espaces intercostaux, limitée en haut par la 1re côte, en bas par le bord inférieur de la 3e côte ; en arrière elle s'étend sur la hauteur des 3e, 4e 5e et 6e vertèbres dorsales.

Sur la coupe horizontale d'un sujet congelé normal, passant par la partie inférieure du premier espace intercostal antérieur, le sternum est large de 4 centimètres, le corps vertébral de 4 ^{cm} 1/2 et la distance entre la face antérieure du corps vertébral et la face postérieure du sternum mesure 6 centimètres. Les organes du médiastin forment un trapèze à base antérieure large de 8 centimètres, tandis que le côté étroit parallèle postérieur mesure 4 centimètres. L'aorte ascendante dépasse de 1 ^{cm} 1/2 à gauche la ligne médiane, ne débordant pas par conséquent le corps vertébral, séparée du poumon gauche par une épaisse couche de tissu conjonctif de 2 centimètres et rattachée au sternum par un tissu de même épaisseur. On peut la suivre sur l'épaisseur de la section, s'élevant en haut et à gauche, puis décrivant sa crosse, et donnant par sa convexité les gros troncs artériels du cou et du membre supérieur. Puis elle redescend et nous retrouvons sa lumière dans l'étage postérieur, au côté gauche de la colonne vertébrale, dépassant de près de 3 centimètres à gauche la ligne médiane. A droite de l'aorte ascendante, sur le même plan frontal, directement accolée à elle, la v. cave supérieure s'élève presque en ligne droite en haut, distante de 5 centimètres de la surface antérieure du sternum et de 11 centimètres de la surface postérieure de la colonne vertébrale. Dans l'étage postérieur, à droite de l'aorte descendante nous trouvons l'œsophage et la trachée placés sur le même plan sagittal.

Sur une coupe horizontale passant par la partie moyenne du 2e espace intercostal, nous trouvons dans l'étage antérieur : l'aorte ascendante séparée du sternum par une couche de tissu conjonctif de 2 centimètres ; à sa droite directement adossée à elle la v. cave supérieure avec l'auricule droite ; à sa gauche séparée par une étroite lame de tissu conjonctif l'artère pulmonaire qui ne tarde pas à se diviser en ses deux principales branches qui constituent avec les bronches, les v. pulmonaires et les ganglions nombreux de cette région, les principaux organes du pédicule pulmonaire. Dans l'étage postérieur, nous voyons la trachée et l'œsophage situés l'un derrière l'autre sur la ligne médiane ; à leur droite la v. cave supérieure ; à gauche, sur le côté latéral du corps vertébral l'aorte descendante plus rapprochée de la surface antérieure des corps vertébraux, avec l'oreillette gauche devant elle.

Ces différents organes sont plongés dans un tissu cellulaire très lâche qui permet une assez grande mobilité ; nous exposerons dans quelles conditions ils se déplacent, à propos de l'interprétation des faits observés.

Si maintenant nous jetons un coup d'œil d'ensemble sur le médiastin envisagé au point de vue qui nous occupe, nous voyons que le sternum sur toute son étendue (sauf au niveau de l'angle formé par l'union de l'encoche claviculaire et de l'encoche de la 1re côte où il est large de 6^{cm} 1/2) présente une largeur moindre que celle des corps vertébraux.

Dans le 1er espace intercostal, l'aorte ascendante est tout entière en dedans de l'aire de la colonne vertébrale, et ne la dépasse qu'au point culminant de sa crosse. L'aorte descendante, au contraire, s'étend à 1 centimètre au delà du bord vertébral gauche. A droite, la v. cave supérieure, dans tout son trajet reste en dedans ou sur les confins du bord droit des corps vertébraux.

Dans le 2° espace intercostal, le bord droit vertébral est doublé par le bord droit de la v. cave supérieure, dans sa partie supérieure, et sensiblement débordé dans sa partie inférieure par l'oreillette droite. A gauche, c'est l'artère pulmonaire qui déborde le champ vertébral.

Ces données acquises, il nous sera facile de comprendre l'ombre du médiastin.

L'image radioscopique d'un thorax normal examinée soit par sa face antérieure soit par sa face postérieures (1) présente deux zones claires correspondant aux deux poumons, obliquement striées par les ombres costales, limitées en dehors par les parois latérales du thorax, en bas par la voûte diaphragmatique qui s'abaisse et s'élève avec les mouvements respiratoires ; séparées verticalement par une zone médiane très sombre correspondant aux ombres portées de la colonne vertébrale, du sternum

---

(1) La face antérieure est préférable pour le cœur plus rapproché du sternum dont on a une image plus voisine de la réalité. La face postérieure est préférable pour es autres organes du médiastin en général (l'aorte descendante excepté) plus éloignés de la colonne vertébrale et dont les ombres s'exagèrent, rendant plus appréciables leurs contours quelquefois difficiles à saisir.

et des organes du médiastin, y compris le cœur dont nous voyons les contours et les battements.

Cette ombre médiane comprend deux parties superposées et continues : l'une inférieure rappelant vaguement la forme d'un triangle à base inférieure, dont les contours mouvants présentent une légère convexité, et dont le sommet tronqué se continue avec la partie supérieure de l'ombre. La partie inférieure de l'ombre correspond partiellement à la colonne vertébrale et au sternum, mais surtout au contenu du sac péricardique. L'image du cœur dépasse à peine à droite le sternum de la 3ᵉ à la 4ᵉ côte ; à gauche au contraire, elle le déborde notablement et dessine une courbe obliquement descendante qui, partie de la 3ᵉ côte, vient se confondre avec l'ombre de la voûte diaphragmatique.

La partie supérieure, à contours moins nets, rappelle la forme d'un rectangle ; elle correspond aux deux premiers espaces intercostaux en avant, aux 3ᵉ, 4ᵉ, 5ᵉ et 6ᵉ vertèbres dorsales en arrière. « Elle est délimitée : à gauche, au niveau du 1ᵉʳ espace intercostal par une courbure connexe en dehors qui, partie de la 1ʳᵉ côte, se termine à peu près à la 2ᵉ ; au niveau du 2ᵉ espace intercostal cette première courbure se continue sous un angle obtus d'à peu près 145° avec une seconde courbure moins accentuée qui finit généralement au niveau de la 3ᵉ côte ». De là se dirige très obliquement en bas la courbure du bord gauche du cœur déjà étudiée.

« Le contour droit est représenté par une ligne droite.

« Le contour gauche bat rythmiquement dans toute

son étendue, d'une façon énergique et distincte au niveau des 1re et 3e courbures, moins nettement au niveau de la 2e. A droite on ne constate pas de pulsation, ou du moins d'une façon très indistincte dans la partie inférieure connexe. » (Weinberger.)

Cette ombre supérieure est divisée en deux parties : une ombre centrale moyenne plus foncée, et une ombre périphérique plus claire. La trachée béante et remplie d'air, par conséquent très perméable aux rayons peut apparaître sous forme d'une étroite bande claire, verticale, médiane, limitée par deux bandes sombres représentant les parties latérales correspondantes du sternum. L'ombre périphérique se continue avec une région dans laquelle se suivent régulièrement des taches d'ombres et de parties claires plus étendues à droite qu'à gauche : c'est la « région de l'ombre tachetée transitoire » (Weinberger.)

L'ombre centrale est celle de la colonne vertébrale, du sternum et des organes du médiastin interposés entre eux.

L'ombre périphérique est l'ombre des organes médiastinaux qui débordent les limites osseuses ; ses limites correspondent aux contours de ces organes ; aussi a-t-elle une importance considérable : elle « est l'image vivante des gros vaisseaux ». (Weinberger.)

« Au niveau du 1er espace intercostal, l'ombre périphérique est formée à droite, par la v. cave avec son contour rectiligne ; à gauche par la crosse aortique et par l'aorte descendante avec son contour latéral convexe. Pas de pulsation sur le contour rectiligne de la v. cave ;

on en perçoit de vives sur la crosse aortique et l'aorte descendante. »

« Au niveau du 2ᵉ espace intercostal, à droite la v. cave et l'auricule droite avec son contour rectiligne ; à gauche l'artère pulmonaire et l'auricule gauche. Pulsations rythmiques à gauche ; aucune à droite. »

La région de l'ombre tachetée transitoire correspond au hile du poumon.

Ces données sont complétées par l'examen latéral du médiastin comme l'a montré, au dernier Congrès international d'électrologie et de radiologie médicales, M. le Dʳ Béclère auquel nous empruntons les notions suivantes.

Sur l'écran, appliqué sur le côté gauche du thorax, au-dessous du bras élevé en l'air, le cœur donne une ombre médiane reposant par sa base sur la voûte diaphragmatique et dont la partie supérieure correspondant à la portion horizontale de la crosse aortique et à l'origine de l'aorte descendante se confond avec l'ombre des muscles du moignon de l'épaule.

Son bord antérieur se dirige obliquement en haut et en arrière et limite avec l'ombre du sternum un espace clair en forme de triangle curviligne dont le côté postéro-supérieur et l'angle postérieur correspondent à la portion ascendante de l'aorte : c'est l'espace rétro-sternal.

Le bord postérieur, verticalement ascendant, dessine une légère courbure à convexité postérieure et limite avec l'ombre de la paroi postérieure du thorax un espace rectangulaire plus clair pendant l'inspiration : c'est l'espace rétro-cardiaque. La partie profonde de l'ombre portée de la paroi postérieure du thorax correspond à la portion descendante de l'aorte thoracique et à l'œsophage qu'il est facile de mettre en évidence à l'aide d'un cathéter métallique.

L'examen latéral droit et oblique antérieur droit vient confirmer et compléter ces données. On fera lentement tourner le sujet autour de son axe vertical ; on aura ainsi toute la série des ombres que peut donner le médiastin, en portant particulièrement son attention sur la série des images de la crosse aortique. L'examen oblique antérieur droit surtout nous montre avec netteté la crosse aortique animée de pulsations synchrones aux systoles cardiaques.

Maintenant que nous connaissons les limites précises des ombres du médiastin, nous pouvons aborder avec fruit l'étude de leurs modifications et en particulier de leurs déplacements.

CHAPITRE III

Déplacements pathologiques du médiastin étudiés à l'aide des rayons de Röntgen. — Historique.

Aux déplacements permanents, déjà cliniquement observés, furent appliqués d'abord les rayons de Röntgen en manière de contrôle. Et ici encore cette méthode est venue jeter une vive lumière.

M. le Pr Bouchard (1) a le premier étudié ces déplacements dans les épanchements pleuraux. Avec sa concision habituelle, il en trace à grands traits les caractères. « J'ai reconnu de plus que, dans ces trois cas de pleurésie droite, le médiastin qui n'est pas apparent à l'état normal, porte une ombre à gauche de la colonne vertébrale et forme un triangle à sommet supérieur dont la base se continue avec le cœur. Ce triangle est l'ombre portée par le médiastin déplacé par la poussée latérale de l'épanchement et refoulé vers le côté sain du thorax. Dans un quatrième cas, où l'épanchement n'existait plus, mais avait laissé à sa suite une rétraction du côté malade, c'est de ce côté que le médiastin déplacé faisait ombre. » Viennent ensuite les travaux de

___

(1) *Comptes rendus de l'Acad. des sciences*, séance du 7 décembre 1896.

MM. Bergonié et Carrière, la communication de M. le Dr Béclère et la thèse du Dr Signeux.

Les déplacements du cœur à droite dans la sclérose du poumon droit ont fait l'objet des recherches de MM. Fernet, Moutard-Martin, Barbier, Capitan, et récemment le Dr Remoussenard consacrait sa thèse inaugurale à leur étude.

L'étude des déplacements momentanés du médiastin est de date plus récente. On trouve relatées les premières observations dans un remarquable travail de MM. Bergonié et Carrière (1). M. Holzknecht (2) de Vienne, en publie un nouveau cas. Enfin M. le Dr Béclère (3) apporte de nouveaux faits dans une communication à la Société médicale des hôpitaux.

Ces déplacements, intimement liés aux mouvements respiratoires, sont observés dans des conditions très différentes.

Tantôt ils se surajoutent, se superposent pour ainsi dire à un déplacement permanent du médiastin.

« Ils représentent des oscillations plus ou moins amples apportées alternativement dans un sens et dans l'autre par les mouvements respiratoires, à un médiastin manifestement déplacé. Tantôt ils apparaissent seulement à la fin des inspirations volontairement profondes, alors qu'une

---

(1) Bergonié et Carrière. Fluoroscopie des épanchements pleurétiques. *Arch. d'électr. méd.*, 15 juillet 1899.

(2) Holzknecht. Un nouveau symptôme radioscopique de sténose bronchique et méthode. *Wien. klin. Rundschau*, novembre 1899.

(3) Béclère. *Bulletins et Mémoires de la Société méd. des hôp. de Paris*, 6 juillet 1900.

respiration tranquille ne montre rien d'anormal dans l'image radioscopique du médiastin. D'où la règle pratique de rechercher l'existence de ces déplacements en invitant les malades placés devant l'écran à faire quelques inspirations aussi profondes que possible » (Béclère).

C'est dans ces déplacements momentanés surtout que l'observateur doit se mettre dans les meilleures conditions pour observer les différentes nuances des ombres portées sur l'écran.

L'écran est brillamment illuminé ; on fait varier dans le cours de l'examen le pouvoir de pénétration des rayons dont le foyer est mobile. Enfin l'usage d'un diaphragme-iris de plomb est nécessaire pour limiter la surface éclairée de l'écran, la rendre plus nette et montrer le point où l'incidence des rayons est perpendiculaire (1).

D'autre part, l'observateur, pour augmenter, adapter sa sensibilité rétinienne, reste plongé 10 à 15 minutes dans l'obscurité complète avant d'opérer et n'expose dans l'intervalle des radioscopies sa rétine qu'à la lumière bleue ou violette (2). Grâce à l'éclat de l'écran, son acuité visuelle se rapproche de la normale ; et il peut ainsi apprécier les contours avec netteté et les détails avec précision.

---

(1) Béclère. L'emploi du diaphragme-iris en radioscopie et son utilité pour la détermination du point d'incidence normale. *Arch. d'électr. méd.*, 1900.

(2) Béclère. Étude physiologique de la vision dans l'examen radioscopique. *Arch. d'électr. méd.*, 15 octobre 1899.

CHAPITRE IV

Déplacements du médiastin liés aux mouvements respiratoires. — Exposition des faits.

On peut observer les déplacements momentanés du médiastin :

1° Dans les épanchements liquides de la plèvre ;

2° Dans les épanchements gazeux ou hydro-aériques de la plèvre ;

3° En dehors de tout épanchement pleural liquide ou gazeux.

α) Dans la sclérose pulmonaire unilatérale ;

β) Dans la sténose bronchique unilatérale.

Voici les faits :

I. — ÉPANCHEMENTS LIQUIDES DE LA PLÈVRE

OBSERVATION I (Bergonié et Carrière) (1)

Pierre B..., salle XIII, lit n° 11, est en traitement depuis 4 mois pour un épanchement pleurétique à répétition, déjà évacué

---

(1) Fluoroscopie des épanchements pleurétiques. *Arch. d'électr. méd.*, 15 juillet 1900, p. 312.

à six reprises différentes et de nature bacillaire selon toute vraisemblance.

Le 24 février 1899, date du premier examen fluoroscopique, voici quel était cliniquement l'état de notre malade :

L'hémithorax droit présentait une voussure à limite diffuse ; la respiration se faisait suivant le type mixte. Pas de dyspnée, pas de point de côté, toux sèche et quinteuse, expectoration muqueuse. En avant, les vibrations vocales sont normales à gauche sauf au sommet où elles sont exagérées. A droite elles sont exagérées dans le 2ᵉ espace, abolies au-dessous.

La sonorité thoracique est normale à gauche, sauf dans la fosse sous-claviculaire, où elle est diminuée. A droite elle est exagérée dans fosse sous-claviculaire, diminuée dans le 2ᵉ espace ; elle fait place à une matité hydrique au-dessous. La respiration est normale à gauche et en bas ; au sommet, elle est forte, rude et soufflante ; l'expiration est prolongée et saccadée ; il y a des craquements peu nombreux.

A droite, murmure vésiculaire exagéré au sommet, expiration soufflante et prolongée, craquements humides. Au-dessous abolition du murmure vésiculaire, souffle aigu, voilé, lointain. Broncho-égophonie, pectoriloquie aphone.

En arrière, les vibrations thoraciques sont normales à gauche, exagérées dans la fosse sous-épineuse droite, abolies au-dessous. La sonorité thoracique est normale à gauche, diminuée dans les deux fosses sus-épineuses, abolie à droite.

La respiration est normale dans la partie inférieure du poumon gauche, rude et soufflante au sommet de ce côté. Elle est encore forte, soufflante, avec expiration prolongée et craquements humides dans la fosse sus-épineuse droite ; au-dessous, on n'entend plus de murmure vésiculaire.

Egophonie et pectoriloquie aphone dans toute la partie inférieure du poumon droit ; signe du sou.

Rien à signaler du côté des autres appareils.

Le cœur est déjeté à gauche, la pointe bat sous le 5ᵉ espace à 12 centimètres et demi de la ligne médiane.

Diagnostic. — Pleurésie droite, avec épanchement d'environ 2 litres d'origine bacillaire.

Voici ce que l'examen fluoroscopique a révélé:

1° Tube en arrière, le malade étant assis.

Le côté gauche est transparent, sauf au sommet, où la présence de taches sombres, à contours irréguliers et diffus, nous porte à croire qu'il y a là des foyers tuberculeux.

La pointe du cœur est au siège que l'on a cliniquement déterminé; elle s'élève de 2 centimètres et demi dans les mouvements d'inspiration normale et d'environ 3 centimètres dans les mouvements d'inspiration forcée.

A droite, opacité complète à partir du 2ᵉ espace intercostal; au-dessus, zone demi-claire avec taches plus sombres.

2° Tube en avant, le malade étant assis.

Transparence presque parfaite du côté gauche, sauf le sommet. *Il existe cependant, le long de la colonne vertébrale, une zone sombre, triangulaire, à sommet supérieur, correspondant à la 2ᵉ vertèbre dorsale et qui est repoussée à gauche à chaque mouvement d'expiration.*

A droite, opacité diffuse de tout le côté.

La ponction, pratiquée le 8 mars, donne issue à 2 litres 200 de liquide séro-fibrineux.

OBSERVATION II (Bergonié et Carrière) (1)

Jean L...., 58 ans, salle XIX, lit n° 12, se plaint depuis six jours d'un point de côté sous-mammaire droit. A la suite d'un refroidissement il a éprouvé quelques frissons, de la fièvre et a commencé à souffrir du côté.

En examinant le malade on constate les particularités suivantes:

Il existe une légère voussure de l'hémithorax droit, visible à la

---

(1) *Loco citato,* p. 315.

partie antérieure de la poitrine. La respiration se fait suivant le type mixte? Les vibrations vocales sont normales dans toute l'étendue du côté gauche; à droite elles sont normales dans la fosse sous-claviculaire et les 3 premiers espaces intercostaux, abolies au-dessous.

La sonorité thoracique est normale à gauche, exagérée dans la fosse sous-claviculaire droite, diminuée au niveau des 2° et 3° espaces intercostaux, abolie au-dessous.

A l'auscultation, on constate que la respiration est rude à gauche; à droite, elle est forte dans la région sous-claviculaire, puis le murmure vésiculaire va s'affaiblissant jusqu'à la limite inférieure du poumon. Il n'y a pas de bruits anormaux.

Broncho-égophonie dans les 2° et 3° espaces, égophonie, pectoriloquie aphone au-dessous.

En arrière, légère voussure de l'hémithorax gauche; les vibrations vocales sont normales dans toute l'étendue du poumon gauche, fortes dans la fosse sus-épineuse droite, faibles dans la fosse sous-épineuse, nulles en dessous.

La sonorité thoracique est normale à gauche. A droite elle est exagérée dans la fosse sus-épineuse; faible dans la fosse sous-épineuse, elle fait place à une matité hydrique au-dessous.

Egophonie, pectoriloquie aphone, signe du sou dans la région mate.

Le malade est oppressé, la toux est fréquente, brève, sèche et quinteuse. Il n'y a pas d'expectoration.

Rien à signaler du côté des autres viscères.

La pointe du cœur bat dans le 5° espace intercostal et à 13 centimètres et demi de la ligne médiane.

Diagnostic. — Pleurésie droite avec épanchement évalué approximativement à 2 litres, d'origine à frigore.

Le 24 février le malade est soumis à l'examen fluoroscopique.

1° Tube en arrière, le malade étant debout. Transparence parfaite du côté gauche. A droite, opacité complète sauf au niveau du 1er espace intercostal qui est absolument transparent. Du côté gauche on constate que la pointe du cœur bat bien dans le 5° espace intercostal à 13 centimètres et demi de la ligne médiane, mais elle s'élève de 2 centimètres trois quarts dans les mouvements d'expiration normale et d'environ 2 centimètres et demi dans les mouvements d'expiration forcée ;

2° Tube en avant, le malade étant debout. Transparence parfaite du côté gauche ; *il existe cependant, le long de la colonne vertébrale, une zone sombre triangulaire à sommet supérieur, correspondant à la 2ᵉ vertèbre dorsale et qui est repoussée à gauche à chaque mouvement d'expiration.*

A droite, opacité de toute la partie inférieure de l'hémithorax à partir de l'épine de l'omoplate. Cette opacité est limitée en haut par une ligne convexe rejoignant la colonne vertébrale en formant l'angle classique. La nappe liquide s'élève d'environ 3 à 4 centimètres à chaque mouvement expiratoire, mais on n'observe pas d'oscillation de cette nappe par la succussion hippocratique.

La ponction, pratiquée le 25 février, a donné issue à 2ˡ,500 environ de liquide séro-fibrineux.

Observation III (Bergonié et Carrière) (1)

Marie B..., salle XII, lit n° 28, entrée à l'hôpital Saint-André le 12 janvier 1897, se plaignant du côté gauche.

A son entrée à l'hôpital cette malade présentait tous les symptômes d'un épanchement pleurétique gauche de peu d'abondance. Néanmoins, quatre ponctions exploratrices ne donnèrent que des résultats négatifs.

Soumise à l'examen fluoroscopique le 12 février 1897, voilà quel était à cette époque l'état clinique de la malade.

Son état général a été s'aggravant de jour en jour. L'amaigrissement est prononcé ; on note une courbe thermique irrégulière, avec exacerbation vespérale. La dyspnée continue, l'expectoration muco-purulente, la toux sèche et quinteuse.

______

(1) *Loco citato*, p. 324.

A l'inspection du thorax, on note une légère voussure du côté gauche, sans circulation collatérale, sans œdème de la paroi, sans déviation sternale. Les vibrations thoraciques sont normales à droite, exagérées dans la fosse sous-claviculaire gauche, très faibles au-dessous. La sonorité thoracique, normale à droite, est diminuée au sommet gauche et fait place au-dessous à une sub-matité très prononcée, occupant l'espace de Traube lui-même. A l'auscultation, la respiration est forte, rude et soufflante à droite, il y a de la bronchophonie.

A gauche, respiration soufflante au sommet avec craquements humides et râles cavernuleux.

Au-dessous, souffle voilé, lointain, égophonie, pectoriloquie aphone.

En arrière, légère voussure du côté gauche.

Les vibrations thoraciques, normales à droite, sont exagérées dans la fosse sus-épineuse gauche, abolies au-dessous. La sonorité pulmonaire, normale à droite, est faible dans la fosse sus-épineuse gauche et fait place à une matité presque absolue au-dessous.

A l'auscultation respiration forte et soufflante à droite.

Dans la fosse sus-épineuse gauche, l'expiration est prolongée et soufflante ; on perçoit de nombreux craquements humides et des râles cavernuleux. Au-dessous de l'épine de l'omoplate on distingue encore quelques craquements humides.

On entend surtout un souffle intense, presque amphorique.

Dans la fosse sous-épineuse, on note de l'égophonie, de la pectoriloquie aphone et le signe du sou.

Diagnostic. — Infiltration tuberculeuse du poumon gauche, avec épanchement pleurétique léger.

Le 12 février 1897 la malade est soumise à l'examen fluoroscopique.

1° Tube en arrière, la malade étant assise ; transparence à peu près parfaite du côté droit, sauf au sommet où existent quelques taches opaques de peu d'étendue.

A gauche, la limite supérieure de l'opacité correspond exactement avec celle de la matité. Au-dessus, taches opaques diffuses.

On trouve une zone maxima, à grand axe, dirigée obliquement de haut en bas du sternum vers le mamelon. A droite, la connexité diaphragmatique est des plus nettes, La face connexe du foie se détache parfaitement. *A chaque expiration, on aperçoit une ombre qui dépasse la ligne médiane et rentre derrière cette ligne pendant l'inspiration. Ces mouvements sont absolument synchrones à ceux du diaphragme.* On ne voit pas du tout le cœur qui est compris dans la zone opaque.

2° Tube en avant, la malade étant assise. Transparence du côté droit, le diaphragme fonctionne parfaitement.

La ligne opaque correspond au sommet de la courbe de matité, mais décrit une courbe à concavité dirigée vers le haut, dont la branche interne rejoint le rachis au niveau de la 2ᵉ vertèbre dorsale. A droite les mouvements du médiastin s'observent comme en avant sur une largeur de 3 centimètres environ.

De ces observations intéressantes à plus d'un titre, nous ne retiendrons que le déplacement inspiratoire du médiastin qui a trait à notre étude.

II. — Épanchements gazeux ou hydro-aériques de la plèvre

Observation (Béclère) (1)

Jeune Suisse de 23 ans, mécanicien, qui a des antécédents tuberculeux héréditaires et personnels. Bien qu'il tousse et crache peu, il a maigri, pâli, perdu ses forces, a des sueurs la nuit et se plaint d'essoufflement. L'auscultation fait entendre au sommet du poumon droit une expiration prolongée et de temps à autre quelques râles humides. Le côté gauche du thorax présente, à la base,

---

(1) *Bulletins et Mémoires de la Société méd. des hôp. de Paris,* séance du 6 juillet 1900.

une zone de matité dont la limite supérieure se déplace avec les changements d'attitude du malade ; au dessus, une zone de sonorité tympanique, avec abolition des vibrations thoraciques, souffle amphorique, tintement métallique, bruit d'airain, succussion hippocratique, tous les signes en un mot d'un épanchement hydro-aérique de la cavité pleurale.

Voici ce que fait voir l'examen radioscopique du malade debout, le sternum appliqué contre l'écran fluorescent. L'image pulmonaire droite apparaît avec son éclat habituel, sauf au dessus de l'ombre de la clavicule, où d'accord avec les signes d'auscultation elle se montre moins claire qu'à l'état normal. L'image pulmonaire gauche présente l'aspect spécial et vraiment pathognomonique des épanchements hydro-aériques, c'est-à-dire une zone inférieure très sombre séparée nettement d'une zone supérieure très claire par une ligne horizontale : on croirait voir un bocal de verre à moitié plein d'encre.

A chaque inspiration que fait le malade, on voit simultanément s'abaisser à droite la ligne qui figure le contour supérieur du foie recouvert par le diaphragme, et s'élever à gauche la ligne qui figure le niveau du liquide. Et inversement à chaque expiration.

En outre à chaque inspiration, on voit *l'ombre de la base du cœur, dont le contour arrondi dépasse notablement l'ombre du bord droit du sternum, se déplacer à gauche pour disparaître presque complètement en se confondant avec l'ombre médiane portée par le sternum et la colonne vertébrale. A chaque expiration l'ombre de la base du cœur revient à droite et dépasse de nouveau l'ombre du bord droit du sternum. Ces déplacements latéraux de l'ombre du cœur sont d'autant plus accentués que l'amplitude des mouvements respiratoires est plus grande.*

III. — SCLÉROSE PULMONAIRE UNILATÉRALE

OBSERVATION (Béclère) (1)

Jeune homme de 16 ans et demi entre à l'hôpital Saint-Antoine vers la mi-juin 1900 après des pérégrinations dans plusieurs hôpitaux pour s'y faire soigner d'une bronchorrhée purulente qui date de l'enfance. D'après ce qu'il a entendu dire à ses parents, elle serait consécutive à une pleurésie (?) gauche survenue à l'âge de 20 mois dans le décours d'une coqueluche. État général satisfaisant; pas de fièvre; aucun signe de tuberculose; la recherche répétée des bacilles de Koch dans le pus de l'expectoration demeure toujours négative. Les méthodes usuelles d'exploration du thorax ne révèlent pas autre chose que des râles de bronchite disséminés avec prédominance du côté gauche, particulièrement dans l'aisselle, ainsi qu'une diminution des vibrations vocales du même côté.

En revanche, voici ce que fait voir l'écran fluorescent. Il existe au repos et surtout pendant les mouvements respiratoires une remarquable différence entre les images pulmonaires, droite et gauche. L'image pulmonaire droite, très claire et très grande, devient à chaque inspiration plus brillante et plus étendue; à droite, le diaphragme s'abaisse très bas, les côtes s'élèvent en s'écartant manifestement les unes des autres, tandis que la paroi axillaire s'éloigne de la ligne médiane; en un mot, l'allongement des diamètres vertical et transversal de l'image pulmonaire témoigne d'un notable accroissement de la capacité du poumon. Au contraire, l'image pulmonaire gauche, de dimensions et de clarté moindres, semble demeurer immobile ou presque immobile. Quand le malade respire doucement, on ne voit à gauche, pendant l'inspiration, ni le diaphragme s'abaisser, ni les côtes s'élever et s'écarter,

---

(1) *Loco citato.*

ni la paroi axillaire s'éloigner de la ligne médiane ; tout au moins ces mouvements sont-ils à peine sensibles. Pendant les respirations volontairement profondes un phénomène nouveau se manifeste. A chaque inspiration on distingue le mouvement d'élévation des côtes gauches, si restreint qu'il soit par comparaison avec celui des côtes droites, et on voit en même temps que l'ombre médiane, portée par la colonne vertébrale et le sternum, est débordée à gauche par une ombre triangulaire à base inférieure qui se confond en bas avec le cœur, son bord libre continuant le bord gauche de l'ombre cardiaque. A chaque expiration, cette ombre triangulaire est reportée à droite et de nouveau disparaît entre les deux lignes verticales qui limitent l'ombre médiane de la colonne vertébrale et du sternum. Les excursions latérales de l'ombre triangulaire sont d'autant plus étendus que l'amplitude des mouvements respiratoires est plus grande. Il n'est pas douteux qu'il s'agit de l'ombre du médiastin entraîné à gauche dans les grandes inspirations.

Deux particularités sont à noter dans ce déplacement du médiastin. D'une part, la distance entre le bord libre de l'ombre triangulaire et la limite gauche de l'image du thorax paraît invariable ; elle n'augmente pas, même dans les inspirations les plus profondes. D'autre part quand on invite le malade à maintenir quelques instants sa poitrine en état d'inspiration forcée, on voit pendant tout ce temps l'ombre du médiastin déplacé à gauche demeurer immobile. Elle n'est reportée à droite et ne disparaît qu'avec l'expiration.

Observation II (Béclère) (1)

Jeune homme de 22 ans atteint depuis cinq ans de bronchite avec odeur fétide de l'haleine, et de l'expectoration. L'écran fluores-

---

(1) *Loco citato.*

cente montre au repos et surtout pendant les mouvements respiratoires une grande différence entre les deux images pulmonaires.

L'image pulmonaire droite s'agrandit dans tous les sens à l'inspiration. L'image pulmonaire gauche, moins étendue et moins
claire, beaucoup moins claire surtout à l'union de ses 2/3 supérieurs
avec son tiers inférieur, demeure au contraire immobile ou presque immobile dans les inspirations moyennes. Quand le malade fait
des inspirations aussi profondes qu'il lui est possible, aucun déplacement de la partie supérieure du médiastin située au-dessus du
cœur, mais on voit ce dernier organe se déplacer à gauche pendant les grandes inspirations et suivre le mouvement d'abduction
des côtes, l'ombre cardiaque demeurant toujours à une distance
invariable de l'ombre costale la plus proche.

IV. — Sténose bronchique unilatérale

Observation (Holzknecht) (1)

Le malade âgé de 24 ans qui jusque-là s'était toujours bien
porté, remarquait que depuis 4 ans il s'essoufflait de plus en plus
facilement à chaque effort, qu'il toussait parfois un peu et expec-
torait des mucosités, et que sa respiration était bruyante et s'en-
tendait de loin. Les phénomènes s'accentuaient plus rapidement
depuis deux mois. Le malade dont l'aspect est florissant fait entendre de loin et même en respirant d'une façon ordinaire, un
bruit de sténose qui ne semblait pas, après examen, provenir du
larynx. M. le docent Hajek que le patient alla voir trouva larynx
et trachée indemnes dans toute la portion visible. A l'examen du
thorax on trouve une ampleur un peu moindre de la moitié droite
qui reste en retrait durant l'inspiration. Le son est plus grave,

____

(1) *Wiener klinische Rundschau*, novembre 1899.

profond, et plus ample à droite ; les limites inférieures du poumon sont peu mobiles. Un affaiblissement du murmure vésiculaire, une expiration remarquablement prolongée et un moindre retentissement de la voix distinguent encore le poumon droit du gauche normal sous tous les rapports. Il n'y a pas de palpitations ; l'intensité des battements du pouls est la même dans les deux radiales ; pas de retard d'un côté, pas de pouls paradoxal. Le cœur a ses dimensions et sa situation normales, ses bruits sont clairs.

Au premier abord, et avec une respiration tranquille, l'examen aux rayons donne toute l'apparence de l'état normal ; les poumons sont clairs, il y a une ombre vertébrale et médiastinale grêle ; le cœur a son volume et sa position ordinaires ; les phénomènes de mouvement eux-mêmes, les contractions cardiaques, les mouvements respiratoires de la moitié gauche du diaphragme, tout cela est normal. Seule la moitié droite du diaphragme a un champ d'incursion limité.

Si maintenant le malade fait une inspiration profonde, une image surprenante se montre. Du médiastin part une ombre profonde, nettement limitée qui empiète peu à peu sur la moitié droite, claire, du thorax, dont elle prend toute la hauteur, et atteignant avec le maximum d'inspiration la ligne mamillaire droite. Mais, qui plus est, le cœur disparaît de la moitié gauche du thorax, où sa pointe seulement reste, pour apparaître dans la moitié droite. Pendant l'expiration, tout rentre dans l'état normal.

Tels sont les faits relatés jusqu'ici. Il est vraisemblable qu'on les trouvera plus nombreux maintenant que l'attention a été attirée de ce côté.

CHAPITRE V

Considérations physiologiques normales et pathologiques. — Interprétation des faits. — Valeur séméiologique.

Avant d'en chercher l'interprétation, nous étudierons à quels agents obéissent les organes du médiastin. M. le Dr Béclère a bien fait ressortir dans quelles conditions ils se déplacent. Le médiastin est soumis normalement sur ses faces latérales à des pressions et à des tractions variables mais toujours égales entre elles. Par l'intermédiaire des voies respiratoires, il est soumis à la pression atmosphérique. Cette pression diminue à l'inspiration, augmente à l'expiration, s'exagère dans l'effort. En outre, le parenchyme pulmonaire constitue un véritable tissu élastique qui relie le médiastin à la paroi thoracique et exerce sur lui des tractions continues plus fortes pendant l'inspiration que pendant l'expiration, mais toujours égales à droite et à gauche aux divers temps du cycle respiratoire. Ainsi, normalement, le médiastin n'a aucune tendance au déplacement latéral grâce à cet équilibre constant.

Que cet équilibre de traction ou de pression soit rompu, il y aura déplacement : permanent si la cause de cette différence d'énergie est elle-même permanente, momentané si elle existe seulement à l'occasion des grands mouvements respiratoires. Tel est le principe fondamental de l'interprétation des déplacements pathologiques.

Voici les différentes interprétations proposées par les auteurs qui ont étudié ces faits :

Dans les épanchements pleuraux pour MM. Bergonié et Carrière : « Pendant l'expiration la pression dans la plèvre qui renferme l'épanchement atteint son maximum ; or, de toutes les parties qui limitent cet hémithorax, il n'en est qu'une de mobile et passive pendant l'expiration, c'est le médiastin (le diaphragme étant contracté) ; c'est donc de ce côté que se fera la propulsion, et la cloison médiastine sera, en conséquence, refoulée vers la droite pendant l'expiration. »

Pour ce que M. le Dr Holzknecht croit être de la sténose bronchique unilatérale, il y a selon lui : « deux hypothèses à envisager pour expliquer ce phénomène. Du médiastin peuvent partir, gagnant peut-être les cloisons interlobaires du poumon, des brides fibreuses, qui, la cavité pleurale oblitérée, se fixent à la paroi thoracique latérale et qui permettent à cette paroi lorsqu'elle s'écarte de la ligne médiane pendant l'inspiration d'attirer comme avec des guides le médiastin et son contenu. Cette explication semble tirée par les cheveux, tant par elle-même que par l'absence de commémoratifs pleuro-pulmonaires, par le manque d'autres symptômes cliniques ou radiographiques, et du bruit de sténose inexpliqué. Il est beaucoup plus naturel de supposer que la sténose bronchique droite déjà très vraisemblable cliniquement, entraîne une dislocation du médiastin, l'air ne pouvant, vu cette sténose, pénétrer aussi rapidement dans le poumon droit que dans le gauche. En raison de cette pression négative, le médiastin se trouve en quelque sorte aspiré vers le côté malade. Ce phénomène se trouve ainsi être l'analogue des rétractions respiratoires des espaces intercostaux bien connus dans les cas de sténose des voies aériennes supérieures, mais à peine indiquées dans notre cas, qui nous présente, lui, un nouveau symptôme de la sténose des bronches : dislocation du médiastin à l'inspiration, avec attraction du cœur dans la moitié malade du thorax. »

M. le Dr Béclère, se basant sur les principes de différences de pression et de traction qu'il a établis, explique ces différents déplacements de la façon suivante :

« Dans la sclérose de l'un des poumons sans sténose bronchique, le médiastin n'est plus alors rattaché aux parois latérales du thorax comme par deux ressorts également tendus en sens contraire, mais d'un côté par un ressort élastique et de l'autre par un lien inextensible. Dans les inspirations faibles, la paroi thoracique du côté malade, demeurant immobile ou presque immobile, on comprend qu'il n'y ait pas de déplacement appréciable du médiastin. Dans les inspirations fortes, au contraire, si cette paroi s'écarte du plan médian antéro-postérieur, le médiastin qui fait corps avec elle par l'intermédiaire d'un tissu dépourvu d'élasticité, la suit nécessairement dans son excursion. On peut prévoir jusqu'aux particularités de ce déplacement : il peut persister sans changement tant que le malade maintient son thorax en état d'inspiration forcée ; il doit s'étendre à tout le médiastin ou prédominer soit à sa partie supérieure, soit à sa partie inférieure suivant que la sclérose pulmonaire est totale ou partielle, plus accentuée au sommet ou à la base, suivant aussi que l'excursion thoracique pendant les inspirations fortes se fait du côté malade à l'aide des côtes supérieures ou inférieures. Enfin l'image radioscopique d'un poumon sclérosé, c'est-à-dire d'un poumon dont le volume est plus faible et la densité plus forte, doit se distinguer de l'image d'un poumon sain, même à l'expiration, par sa clarté moins vive et sa moindre étendue, par le resserrement des côtes et leur insertion sur la colonne vertébrale à angle plus aigu, par l'élévation du diaphragme et la brièveté de ses mouvements ; elle doit s'en distinguer, pendant les inspirations profondes, en ce que ses dimensions, mesurées sur l'écran, n'augmentent pour ainsi dire pas.

« Dans la sténose bronchique unilatérale sans autre lésion, le médiastin, à l'inspiration, soumis à une pression plus forte du côté sain, se déplacera du côté malade ; mais le déplacement ne devra durer qu'un instant, car l'air achevant de pénétrer dans la bronche rétrécie, aura vite rétabli l'égalité de pression sur les deux faces latérales du médiastin, et avant que l'expiration ait commencé, il aura repris sa position première. En outre, dans le cas de sténose de l'une des bronches, sans autre lésion concomitante, les images radioscopiques des deux poumons devront avoir la même clarté et la même étendue, sauf au début des inspirations volontairement brusques et profondes.

« Dans les épanchements pleuraux, la présence d'un liquide dans la cavité pleurale et l'affaissement du poumon qui en résulte aboutissent au même résultat que la sclérose de cet organe : le médiastin n'est plus relié à la paroi thoracique du côté malade par un ressort élastique ; il doit donc suivre cette paroi quand, pendant l'inspiration, elle s'écarte du plan médian antéro-postérieur. »

En effet, dans les épanchements pleuraux liquides ou hydro-aériques, l'inspiration reste toujours la partie active du cycle respiratoire. Le liquide, interposé entre la paroi thoracique et le poumon qu'il refoule dans la gouttière costo-vertébrale, forme un corps inerte inextensible et incompressible. A l'inspiration l'air n'entrera pas dans le poumon affaissé qui a perdu momentanément son élasticité ; le liquide étant inextensible, la pression descend au-dessous de la normale ; et, le médiastin poussé d'une part, par la pression normale du poumon sain, attiré d'autre part par l'expansion inspiratoire de la paroi thoracique à laquelle il est relié par un bloc inextensible, sera déplacé du côté malade. A l'expiration quand la paroi revient sur elle-même, par la production inverse des mêmes phénomènes le médiastin rentre dans sa position première.

L'interprétation du Dr Holzknecht répond à ce que produira théoriquement la sténose bronchique unilatérale. Mais son malade est-il atteint de sténose bronchique ? Lui-même n'arrive à ce diagnostic que par élimination, en se basant sur la respiration bruyante et sur le déplacement observé. Si nous examinons les deux radiographies de son malade qu'il a prises à l'inspiration et à l'expiration :

A l'inspiration, l'image du poumon atteint est moins claire, présente une moindre étendue, les côtes sont plus resserrées, elles s'insèrent sur la colonne vertébrale à un angle plus aigu ; et cette image tranche avec celle du côté sain. Encore pouvons-nous admettre qu'il s'agit ici d'un poumon qui n'est pas encore arrivé à la fin de son inspiration et dans lequel l'air entre plus lentement que dans les bronches normales. Mais l'air qui au moment de l'appel inspiratoire a eu de la peine à pénétrer par cette bronche rétrécie, sortira plus lentement encore par cette même bronche au moment de l'expiration moins brusque. Et nous devrions trouver inversement, sur la radiographie du côté atteint, à l'expiration l'image pulmonaire plus claire et plus étendue, les côtes plus écartées, l'angle qu'elles forment avec la colonne vertébrale moins aigu que du côté sain. Il n'en est rien, seule l'ombre portée du médiastin déplacé a disparu ; tous les autres détails persistent. Nous croyons donc qu'il s'agit ici en réalité de sclérose pulmonaire unilatérale dont l'étiologie il est vrai nous échappe autant que celle de la sténose.

Mais M. le Dr Holzknecht a eu le grand mérite d'attirer l'attention sur un phénomène ignoré avant lui, et c'est à lui que revient l'honneur d'avoir ouvert la voie sur un nouveau champ d'investigation si pauvre en données cliniques :

De cette étude il résulte que les déplacements momentanés aideront surtout « au diagnostic des lésions des organes voisins, bronches, poumons, plèvres ».

Dans les épanchements pleuraux, l'observation des déplacements momentanés du médiastin n'offre d'autre caractère qu'une particularité rare sans grand intérêt pratique qui n'aide en rien au diagnostic et ne lui ajoute rien. Cependant, d'accord avec la conception physiologique du médiastin que nous avons exposée, il nous est possible d'expliquer l'absence si fréquente de ces déplacements, et leur plus ou moins grande étendue quand ils existent. En effet :

Dans l'épanchement séro-fibrineux plus ou moins abondant avec un poumon sous-jacent plus ou moins refoulé, atélectasié, si nous avons de l'autre côté un poumon absolument sain, indemne de tout processus inflammatoire ou de toute induration tuberculeuse, il est évident que la différence de pression et d'élasticité entre les deux côtés atteindra son maximum, et alors nous aurons les déplacements les plus accentués.

Par contre, si, du côté de l'épanchement, le poumon sous-jacent présente des lésions tuberculeuses plus ou moins accentuées qui ont diminué son élasticité et par là même son facile refoulement dans la gouttière costo-vertébrale, si surtout le feuillet viscéral de la plèvre est relié au feuillet pariétal par des adhérences plus ou moins fortes et nombreuses ; tandis que de l'autre côté le poumon également touché par la tuberculose n'a plus ni la même élasticité, ni la même expansion compensatrice, on comprend que la différence de pression sera insignifiante, ne déterminant aucun déplacement ou des déplacements que nos méthodes ne nous permettent pas d'apprécier.

Entre ces deux types extrêmes trouvent place tous les intermédiaires.

On sait que les épanchements pleurétiques sont dans l'immense majorité des cas de nature tuberculeuse ; ainsi s'expliquent, la rareté et le peu d'étendue des déplacements.

« Dans le cas particulier d'un épanchement hydro-aérique, il est vraisemblable que le déplacement du médiastin vers le côté malade, pendant l'inspiration, implique la fermeture de la perforation pulmonaire (V. page 32). En effet chez un autre tuberculeux atteint de pleurésie purulente, j'ai vu à la suite de l'opération de l'empyème, alors que la cavité pleurale gauche était en large communication avec l'atmosphère, le médiastin se déplacer pendant l'inspiration vers le côté droit, c'est-à-dire vers la seule paroi du thorax à laquelle il fût désormais relié, par l'intermédiaire du poumon sain. » Les rayons de Röntgen et le diagnostic des affections thoraciques. Dr Béclère, 1 vol., dans Actualités médicales (sous presse).

Bien plus grande est l'importance séméiologique des déplacements momentanés dans les cas de sclérose pulmonaire. Ainsi le premier malade de M. le Dr Béclère allait d'hôpital en hôpital ; on portait sur son cas les diagnostics les plus variés. Et en dernier ressort on songeait à un épanchement purulent enkysté qui se vidait dans le poumon ; diagnostic justifié en somme par l'abondante expectoration purulente. La radioscopie devait préciser le siège de la collection et indiquer la voie au chirurgien. Elle révéla tout simplement de la sclérose pulmonaire unilatérale et épargna au malade une opération inutile.

M. le Dr Béclère me rapportait encore le cas analogue d'une petite fille par laquelle le diagnostic de pleurésie enkystée établi, l'opération d'Estlander fut pratiquée ; alors qu'il s'agissait en réalité de sclérose pulmonaire.

On voit de quel secours peut nous être la radioscopie dans ces cas difficiles ; elle s'impose à tout clinicien pour affirmer un diagnostic.

CONCLUSIONS

I. — L'examen radioscopique du thorax permet d'étudier les déplacements pathologiques du médiastin avec plus de précision que les méthodes d'exploration ordinaires et leur apporte un très utile complément.

II. — L'examen radioscopique permet de distinguer des déplacements permanents du médiastin les déplacements momentanés liés aux mouvements respiratoires.

III. — « Le déplacement du médiastin pendant l'inspiration constaté à l'examen radioscopique, témoigne toujours d'une inégalité d'énergie dans l'action exercée sur ses deux faces latérales soit par la pression atmosphérique, soit par l'élasticité pulmonaire (Béclère) (1). »

IV. — Les déplacements du médiastin liés aux mouvements respiratoires s'observent tantôt dans les épan-

---

(1) Congrès international d'électrologie et de radiologie médicales. *Arch. d'électr. méd.*, 15 novembre 1900.

chements liquides ou gazeux, tantôt en dehors de tout épanchement pleural.

V. — Dans les cas d'épanchements pleurétiques liquides ou gazeux le déplacement du médiastin pendant l'inspiration est un épiphénomène sans très grande importance.

VI. — « En dehors des cas d'épanchement pleurétique, quand les deux poumons sont relativement clairs et paraissent perméables à l'air, ce déplacement est un signe soit de sclérose pulmonaire unilatérale, soit de sténose bronchique unilatérale, le médiastin se déplaçant soit vers le poumon sclérosé, soit vers la bronche rétrécie.

VII. — « C'est un signe certain de sclérose pulmonaire quand il présente les particularités suivantes : persistance sans aucun changement, du déplacement médiastinal pendant tout le temps où le malade immobilise son thorax en inspiration forcée ; variations à peine sensibles du diamètre transversal de l'image du côté malade aux deux temps de la respiration.

VIII. — « Le diagnostic de sclérose pulmonaire est confirmé par les signes radioscopiques suivants observés du côté où se fait le déplacement : moindre clarté et moindre étendue de l'image pulmonaire, resserrement des côtes et moindre ouverture de leur angle d'insertion à la colonne vertébrale, élévations du diaphragme et brièveté de ses excursions.

IX. — « Le déplacement du médiastin est total ou partiel suivant que la sclérose occupe toute la hauteur ou seulement l'un des étages du poumon malade, suivant aussi que l'inspiration met en jeu toutes les côtes qui le recouvrent ou se fait suivant l'un des deux types costo-supérieur et costo-inférieur.

X. — « Théoriquement, si le déplacement du médiastin est symptomatique de la sténose d'une grosse bronche, on peut prévoir qu'il ne persiste pas pendant tout le temps où le malade immobilise son thorax en inspiration forcée, mais disparaît, au contraire, avant le début de l'expiration suivante, tandis que l'image pulmonaire du côté malade augmente d'étendue dans tous les sens (Béclère) (1). »

-----

(1) *Loco citato.*

BIBLIOGRAPHIE

BOUCHARD. — La pleurésie de l'homme étudiée à l'aide des rayons de Röntgen. *C. R. de l'Académie des sciences*, séance du 7 décembre 1896.

BÉCLÈRE. — Le déplacement pathologique du médiastin pendant l'inspiration étudié à l'aide des rayons de Röntgen. *Soc. méd. des hôp. de Paris*, séance du 6 juillet 1900.

— Les rayons de Röntgen et le diagnostic des affections thoraciques. *Congrès international d'électrologie et de radiologie méd.*, 1900.

BÉCLÈRE-SIGUENX. — Les rayons de Röntgen et le déplacement du cœur à droite dans les épanchements de la plèvre gauche. *Thèse de doct.*, Paris, 1898.

BÉCLÈRE-REMOUSSENARD. — Des battements du cœur à droite, en particulier dans la sclérose pulmonaire droite. *Thèse de doct.*, Paris, 1900.

BERGONIÉ et CARRIÈRE. — Étude fluoroscopique des épanchements pleurétiques. *Arch. d'électr. méd.*, 15 juillet 1900.

HOLZKNECHT. — Un nouveau symptôme radioscopique de la sténose bronchique et méthode. *Wien. Klin. Rundsch.*, novembre 1899, n° 45.

— Das radiographische Verhalten des Normalen Brushaorta. *Wiener Klin. Wochenschrift*, 1900, n° 10.

MIGNON. — Étude radiographique du médiastin. *Cong. intern. d'électrol. et de radiol. méd.*, 1900.

WEINBERGER. — Sur la radiographie du médiastin normal. *Zeitschr. für Heilkunde*, février 1900.

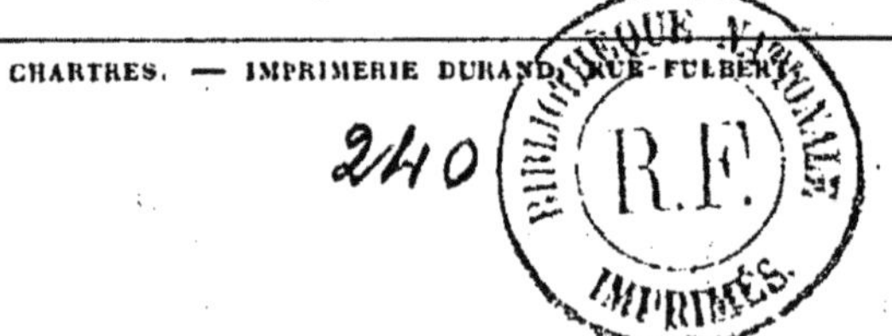

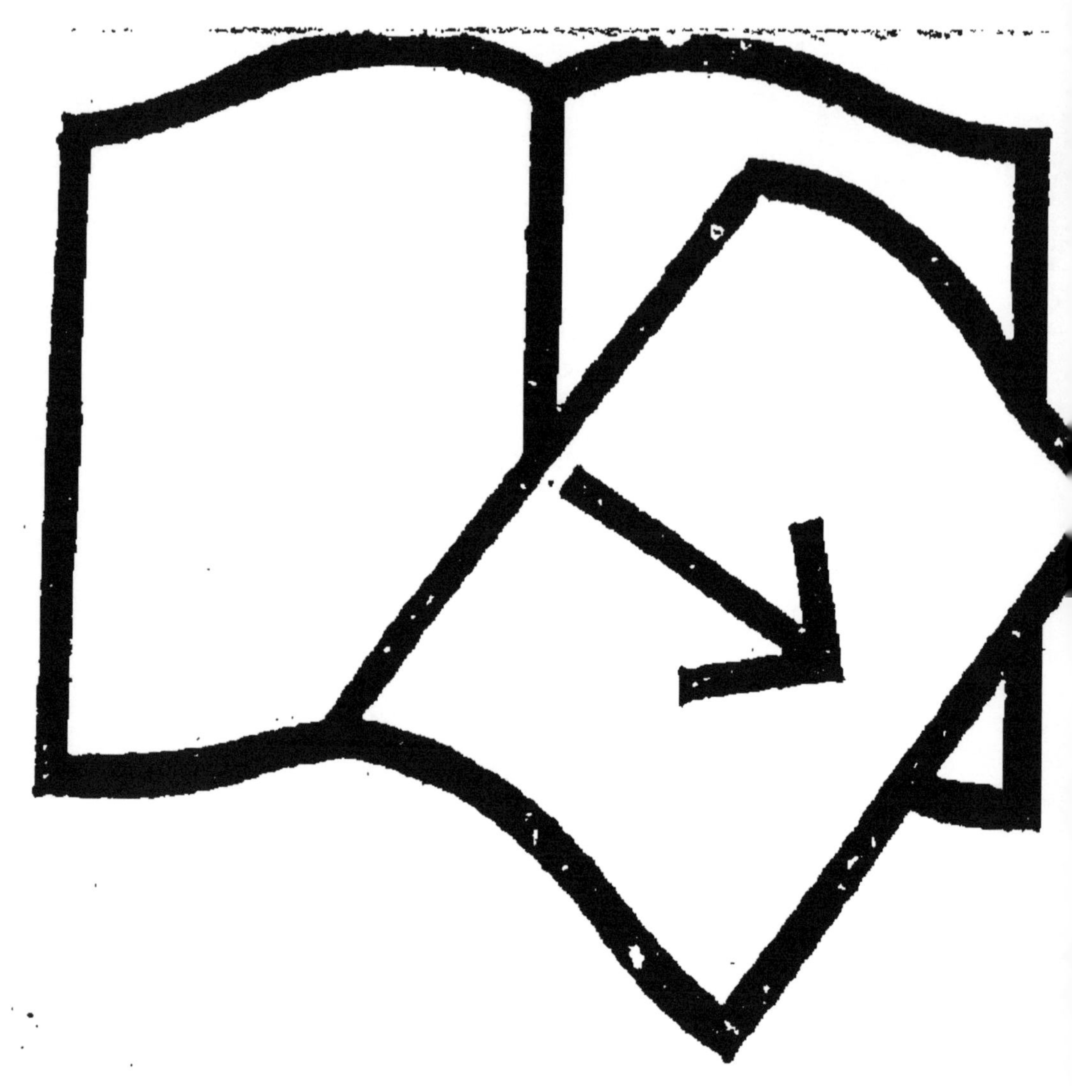

Documents manquants (pages, cahiers...)
NF Z 43-120-13